I0059839

Dieulafoy.

NÓTICE

SUR

L'ÉTABLISSEMENT DES BAINS D'USSAT,

PAR M. DIEULAFOY,

DOCTEUR-MÉDECIN.

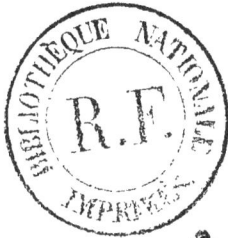

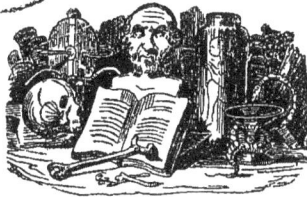

TOULOUSE,

IMPRIMERIE D'AUGUSTIN MANAVIT,

Rue Saint-Rome, 25.

1848.

1849

Je n'ai pas entendu faire de la science, dans ces quelques lignes, que je publie sur les eaux d'Ussat ; écrites sans prétention, je les livre sans peine à l'examen de ceux qui auraient plus particulièrement intérêt à connaître les heureux changements apportés à cet établissement, un des plus utiles des Pyrénées. Mon but a été de constater les innovations introduites dans l'amenagement de ces eaux, et qui donnent aux Thermes d'Ussat une physionomie nouvelle, un immense degré d'utilité de plus, une efficace certitude dans l'emploi des eaux, et lui assurent à jamais leur incontestable supériorité dans le traitement de certaines maladies.

On verra dans cette Notice ce qu'il a fallu de travaux ingénieux et habilement exécutés, pour refaire, en quelque sorte, à Ussat, l'œuvre imparfaite ou décrépite de la nature. La fin qu'on se proposait a été atteinte, la restauration de ces eaux est complète.

L'auteur de cette courte Notice n'est, du reste, que le rapporteur de ce qu'il a vu et entendu au sein de la commission nommée par M. le préfet de l'Ariége, comme on le verra, pour aviser aux moyens de sauver l'établissement d'Ussat d'une ruine prochaine ; on connaîtra les noms honorables des hommes éclairés qui la composèrent, les moyens proposés et adoptés, dont le succès a dépassé nos espérances. Il a voulu constater les services rendus à Ussat par M. le docteur Fontan, et en particulier par M. l'ingénieur François, auteur des travaux entrepris ; comme aussi recommander à tous ses confrères du Midi les nouveaux Thermes d'Ussat, pour l'utilité et l'agrément desquels, les hospices civils de Pamiers, propriétaires de l'établissement, n'ont rien négligé : leur complète reconstruction en est aujourd'hui une irréfragable preuve.

NOTICE

SUR

L'ÉTABLISSEMENT DES BAINS D'USSAT.

～～⌒⌒⌒⌒～～

Les bains d'Ussat sont situés dans le département de l'Ariége, sur la route de Foix à Ax. Placés au fond d'une vallée de soulèvement, dont les berges sont formées par les terrains crétacés inférieurs, au pied des massifs granitiques des montagnes de Tabes, et au voisinage des roches ophitiques d'Arnave, ils sont alimentés par des eaux salines thermales, dont les principes dominants sont le sulfate et le carbonate de magnésie, de soude et de chaux, plus une matière organique onctueuse tenue en dissolution. Ces eaux, dont le point d'émergence est perdu sous d'anciennes alluvions recouvrant le pied de la berge droite de la vallée, formaient derrière l'ancien établissement sous ces alluvions, un lac souterrain, au niveau duquel étaient irrégulièrement établies des baignoires entretenues par des filets d'eau qui sortaient de dessous ces détritus. Les bains étaient administrés à niveau constant dans des baignoires immergées au sol; ces baignoires étaient sans fond : elles se composaient de quatre pans d'ardoise perdus par leur partie inférieure dans le gravier. L'eau des baignoires s'échappait dans l'Ariége par un canal de vidange, dans lequel une vanne de charge retenait les eaux dans les bains à un niveau déterminé, de 41 à 45 centimètres.

L'ancien établissement était séparé de l'Ariége par un espace de 32 mètres, espace formé d'alluvions, récents attérissements de sable et de gravier très-perméables, n'opposant aucune résistance à la perte des eaux thermales par infiltration dans les terrains environnants, ni à l'action à la fois envahissante et absorbante des eaux de l'Ariége.

Lors de la crue de la rivière, les eaux thermales étaient envahies par les infiltrations d'eau froide; la rivière étant alors plus haute de deux mètres que le niveau des eaux du lac souterrain.

Dans les basses eaux, époque de la saison des bains, le niveau de l'Ariége étant inférieur à celui du lac, permettait l'épanchement presque total des eaux thermales vers le thalweck de la vallée.

D'après ce qui précède, il est aisé de concevoir l'état précaire où était cet établissement, et les variations qu'offraient les bains, soit dans leur température, soit dans l'abondance de l'eau.

L'Ariége étant dans sa hauteur moyenne à 8 centimètres au-dessous du lac, dans une crue les eaux de cette rivière envahissaient les bains; lorsqu'elles baissaient, les eaux thermales se perdaient au travers des alluvions, pour gagner la rivière, et alors il ne restait dans les bains que 35 centimètres d'eau : la succession permanente des oscillations de la rivière, la perte des eaux dans les terrains environnants, avaient réduit leur volume primitif à 34,000 litres par vingt-quatre heures, et leur température à 25, 26, 27° Réaumur. Aussi, les trente-trois baignoires dont se composait l'ancien établissement, placées sur un fond graveleux, au-dessus du lac souterrain, s'alimentant constamment par ascension, n'étaient renouvelées entièrement que deux fois dans les vingt-quatre heures. Il fallait deux heures et demie pour laisser remplir ces baignoires, entièrement vidées.

La vidange simultanée de toutes les baignoires amenant une dépression dans le niveau des eaux chaudes du lac souterrain, appelait les infiltrations d'eau froide de la montagne et de la rivière. Par suite de cet amenagement vicieux, chaque jour, des voies nouvelles, des suites nouvelles se créaient aux eaux thermales; aussi remarquait-on une diminution graduelle de température.

La décadence progressive d'Ussat avait éveillé l'attention des magistrats du département, et on sentit la nécessité d'y remédier.

La température des eaux, qui atteint à peine celle des eaux thermales ordinaires, avait fait reculer les hommes de l'art devant toute tentative d'amélioration, dans la crainte de faire perdre aux eaux le peu de chaleur qui leur restait, température de 33°, indispensable pour administrer les bains.

Ce fut dans ces circonstances, en 1838, que, sur la demande de l'administration de l'hospice de Pamiers, propriéraire des bains, et du préfet de l'Ariége, M. François, ingénieur des mines, fut appelé pour tâcher de remédier à cet état fâcheux, et prévenir la perte inévitable d'un établissement thermal si utile, et que nul autre établissement ne peut remplacer dans la thérapeutique des maladies de l'utérus, et des affections nerveuses qui sont sous la dépendance de cet organe. Pendant l'hiver de 1838 à 1839, des travaux de recherches furent entrepris par cet ingénieur, pour étudier à la fois le régime des eaux thermales, celui des eaux froides, et parvenir à connaître la direction des eaux d'infiltration de la montagne, et celle l'Ariége; on établit un système de galeries de recherche à 15 centimètres au-dessus du niveau supérieur des eaux thermales. Des coups de sonde au sol des galeries indiquaient leur niveau et leur température. Pendant l'époque assignée plus haut, on suivait les mouvements de l'Ariége, et ses infiltrations, que l'on comparait avec les oscillations des eaux chaudes. Ces moyens employés devaient donner la facilité d'étudier la nature du terrain et le régime des eaux, avec la possibilité de cesser les travaux à la veille de la saison.

Ainsi, sans rien compromettre, on s'assura du régime des eaux froides et chaudes, aussi bien que de leur mode d'émission. De ces travaux dirigés avec prudence, et de l'étude que l'on put faire, il résulta qu'une grande partie des eaux thermales, les sept huitièmes de la totalité, se per. daient en dehors de l'établissement; que l'eau de la rivière se mêlait à celle du lac souterrain, et que dans la saison, au moment où la rivière était plus bas, la presque totalité des eaux thermales s'épanchait vers l'Ariége.

Pour remédier à ces vices bien connus, il fallait séparer les eaux froides de la montagne des eaux chaudes, établir au milieu d'un terrain de gravier et de sable perméables, une indépendance complète entre le niveau des eaux thermales et les oscillations de la rivière; il fallait faciliter l'accès des eaux vers les baignoires, en leur conservant leur température.

Pour atteindre ce but, M. François proposa d'établir des galeries souterraines dans l'intérieur de la montagne, de manière à provoquer l'écoulement de la totalité des eaux vers les baignoires, tandis qu'un long réservoir de distribution, longeant l'établissement des bains, permettrait la répartition permanente entre chaque baignoire, de capter les infiltrations froides de la montagne par des galeries-aqueducs, et de les isoler ainsi des eaux thermales; enfin de régler et évacuer les eaux chaudes par une conduite souterraine qui permît à la fois le renouvellement permanent dans le bain, et le renouvellement complet à chaque heure.

Il restait à mettre les eaux minérales à l'abri de l'invasion des eaux de l'Ariége.

Pour atteindre ce but, qui était des plus difficiles dans un terrain aussi perméable et sans fond solide, on avait proposé un barrage formé par une enceinte hermétique, comprenant dans son périmètre les points d'émergence des eaux thermales. Ce moyen, qui aurait été très-coûteux, fut reconnu impraticable, en présence de l'impossibilité d'*épuisement des fondations* au-dessous du niveau de l'Ariége, affluant de toutes parts dans ce terrain composé, à plus de 10 mètres de profondeur, de rocs isolés et de sables vaseux, dont l'enlèvement était impossible, même à la drague.

Au milieu de ces difficultés provenant de la nature du terrain, et de la différence du niveau des eaux thermales et du fleuve, l'établissement était perdu ; car après avoir capté les eaux chaudes, les avoir isolées des eaux froides, il était urgent d'empêcher leur épanchement vers la rivière, et l'infiltration de l'eau de la rivière dans les bains, accidents inévitables, car le fond des baignoires immergées au sol, se trouvait à 30 centimètres au-dessous des eaux moyennes de l'Ariége ; ce qui rendait impossible la vidange complète des bassins.

Si l'Ariége s'élevait de 12 à 15 centimètres, il y avait envahissement d'eau froide dans les baignoires, soit par les infiltrations latérales ou d'amont, soit par le remou de l'Ariége dans le canal de fuite. Dès-lors impossibilité plus grande de vider les baignoires.

Ussat était donc menacé de périr, si l'on n'avait pas trouvé un moyen de remédier à ces inconvénients, qui devaient inévitablement entraîner sa ruine. Le seul moyen praticable fut basé sur cette observation que, lors de la crue de la rivière, il y avait un point d'équilibre entre les eaux chaudes s'épanchant dans l'Ariége, et les eaux de la rivière envahissant les bains. Ce temps d'équilibre était établi par les eaux de l'Ariége grossie, qui s'infiltrant à travers le terrain des alluvions récentes qui la séparaient des bains, retenaient les eaux minérales, les refoulaient, en les empêchant de s'infiltrer dans ce même terrain : alors les eaux chaudes refoulées augmentaient à la fois de niveau, de volume, et de température.

M. François observa encore encore qu'à l'instant où l'équilibre s'établit, les hauteurs respectives des niveaux de l'Ariége et des eaux chaudes étaient dans le rapport de 98 à 102, c'est-à-dire en raison directe des densités de ces mêmes eaux, à la température de 12° centigrades.

D'un autre côté, M. l'ingénieur François, dans les travaux exécutés à Luchon, avait remarqué que deux liquides de densité et de température différentes, séparés par un simple barrage reposant sur un fond de sable, ne se mélangeaint pas sensiblement, tant que leur hauteur respective était en raison directe de leur densité.

Fort de l'observation de ces faits reposant sur les premières notions de physique et d'hydrostatique, cet habile ingénieur entreprit d'interrompre toute dépendance en écartant les eaux de l'Ariége et celles d'Ussat par l'établissement d'un barrage d'enceinte, appuyé sur un fond sablonneux de 60 centimètres au-dessous du fond des baignoires. Ce barrage projeté sur une étendue de 287 mètres, devait comprendre tous les points occupés par les eaux thermales, et venir toucher à la roche en place qui forme la berge de la vallée. Pour s'opposer à l'épanchement des eaux thermales sous le barrage, vers l'Ariége, à son étiage, et pour empêcher dans les bains l'invasion des eaux de la rivière, à l'époque de la crue, on établit un système d'aqueducs souterrains, le long de la face interne du barrage, dans les terrains graveleux qui séparent ce barrage de l'Ariége.

Des eaux prises à un niveau supérieur, à 2 kilomètres en amont des bains, furent amenées dans les aqueducs, et amenagées de manière à y maintenir en permanence un niveau suffisant pour que la pression à l'extérieur du barrage fît constamment équilibre à la pression exercée à l'intérieur par les eaux thermales.

En un mot, c'est une Ariége artificielle et facultative, et qui fait niveau dans tout le terrain compris entre le canal de pression et le barrage de ceinture dont on règle le niveau. Les eaux chaudes étaient captées dans la montagne, séparées des eaux froides, et conduites dans la rigole de distribution.

Par le barrage on s'était opposé à une infiltration de la rivière.

Malgré ces améliorations, la vidange totale des bains était impossible; les impuretés se réunissaient au fond des bains. Des matières jointes au détritus de la conferve née de la matière organique au contact de la lumière, s'accumulant au fond de la baignoire, donnaient naissance à des amas noirâtres de matière onctueuse au toucher, dépourvue de toute valeur thérapeutique, mais à laquelle se rapportait la médication émolliente qui n'était due qu'à l'absorption de la matière organique tenue en dissolution dans les eaux. La difficulté de la vidange entraînait celle du renouvellement, et l'impossibilité d'avoir une thermalité graduée et constante des bains. Pour obtenir ces résultats impérieusement commandés, pour donner à Ussat toute la perfection possible, il était nécessaire de reconstruire les bains en entier, de les rapprocher de la montagne pour élever le niveau du fond des baignoires, et pouvoir faire d'autres améliorations importantes. Pour décider cette grave question, et apprécier les travaux déjà faits, le préfet de l'Ariége, sur la proposition de M. François, nomma une commission scientifique. Cette commission, composée de MM. Viguerie, médecin ; Abadie, ingénieur hydraulicien ; Dieulafoy, médecin ; Fontan, médecin ; François, ingénieur des ponts-et-chaussées ; Lemoine, *id.* ; Vergé, médecin, inspecteur des eaux d'Ussat ; Peyre, maire de Pamiers, se rendit à Ussat le 24 Juin 1840, pour jeter les bases d'un nouveau projet, qui embrasserait tout à la fois la thérapeutique, l'hydraulique et l'architectonique de ces eaux.

Après avoir visité les travaux, et rendu justice à la pensée qui les avait conçus, et à l'intelligence de leur exécution, la commission entendit un rapport de M. Vergé, médecin inspecteur, par lequel ce médecin indiqua les améliorations à introduire dans le régime des eaux, et fit connaître le résultat des observations qu'il avait faites sur l'efficacité des eaux d'Ussat, et leur spécialité dans certaines maladies.

Après M. Vergé, M. le docteur Fontan traita de nouveau la question thérapeutique, et établit que les eaux d'Ussat ne renfermant aucun principe prédominant actif, les phénomènes d'excitation et de sédation sont dus surtout à la température élevée ou basse des bains, et aux sels magnésiens et alcalins.

Après avoir entendu et résumé les observations de chaque membre de la commission, le docteur Viguerie, président, posa les questions suivantes :

1.º D'après les faits établis sur la température, le volume

et la position des eaux minérales d'Ussat, y a-t-il lieu de changer la situation actuelle des bains?

2.° Doit-on modifier le mode d'administration actuelle?

3.° Quelles mesures doivent être prises dans le cas affirmatif, pour les changements, soit dans l'administration des eaux, soit dans l'appropriation des bains?

M. François indiqua que, d'après les travaux souterrains, il lui est démontré que pour avoir une bonne distribution des eaux dans les premières baignoires, il convenait de régulariser la ligne brisée en plusieurs points, suivant laquelle les bains étaient construits fort irrégulièrement, et à différentes époques; que d'après les variations et les déplacements des eaux thermales, les bains étant construits sur un sol sablonneux, étaient perméables au griffon de l'eau froide. En les reculant, on portait l'assise des bains dans un terrain de poudding contemporain, imperméable, qui ne laissait aucun accès aux infiltrations, assurait l'entière conservation des eaux et leur bonne distribution. En les rapprochant de la montagne, on conserve leur température; l'état vicieux et délabré des constructions actuelles, leur vétusté si grande, qu'on ne peut les réparer, empêchaient tout travail de distribution et d'amenagement, et rendraient presque inutiles les dépenses déjà faites.

D'après ces considérations, M. François regarda comme d'urgence la reconstruction des thermes d'Ussat, suivant une ligne droite, et les rapprohant du pied de la montagne. Cette opinion fut vivement soutenue par M. Fontan, qui l'avait émise en 1835.

Le docteur Fontan, après avoir fait un exposé rapide de la nature des eaux d'Ussat, de leur volume, de leur température, de leur composition, apportant dans la commission le tribut de ses connaissances spéciales sur les eaux thermales, acquises par de longues études et des voyages, soit en France, soit en Allemagne, conseilla pour rendre l'établissement aussi complet que le comportent la nature et le volume des eaux d'Ussat, et le besoin de la thérapeutique, d'établir des piscines, des buvettes, des douches

ascendantes vulvaires, vaginales, urétrales, enfin un bassin natatoire.

La commission, après avoir entendu avec le plus vif
intérêt les développements que le docteur Fontan donna
pour soutenir sa proposition, après avoir écouté les observations judicieuses de M. Vergé et des autres membres,
ouvrit la discussion sur la troisième question, et arrêta
que les bains seraient reconstruits, et rapprochés du pied
de la montagne; que les eaux thermales seraient amenagées de telle manière, qu'il y aurait des températures gra-
duées et constantes, depuis le degré le plus élévé, jusqu'au
plus bas; qu'il y aurait deux piscines propres à recevoir
douze à quinze malades dans chacune : l'une destinée aux
affections rhumatismales, de 36 à 38 degrés centigrades;
l'autre sédative, de 34 à 35 degrés centigrades.

Pour la première, il sera indispensable d'établir une
voûte basse, pour maintenir la température et les vapeurs
de l'eau ; pour la seconde, il faut éviter l'accumulation des
vapeurs, en élevant la voûte.

Il y aura deux bains, de 36 à 40 degrés centigrades; et
autant de baignoires que le comportera le volume des eaux
thermales.

Les voûtes des bains, de 36 à 40 degrés, seront surbais-
sées comme celle de la piscine, de manière à entretenir la
température élevée et les vapeurs.

Les bains de 36 à 40 degrés auront nécessairement des
avant-cabinets de toilette.

Les voûtes des cabinets tempérés devront être élevées,
et au besoin aérées.

Il y aura au devant des thermes une galerie pour ga-
rantir les baigneurs des variations atmosphériques.

Les piscines auront un vestiaire spacieux, ayant deux
issues sur chacune d'elles, l'une pour l'entrée, l'autre pour
la sortie.

Il y aura deux buvettes, une révulsive, l'autre purgative.

Il y aura des douches ascendantes, dont la pression variera de 1 mètre à 1 mètre 50 centimètres, et dont la température graduée de 15 à 40.

Les appareils des douches seront variés, quant à leur forme et leur volume. Pour répondre à tous les besoins, chaque bain sera intégralement renouvelé ; pendant le bain, il y aura écoulement permanent de l'eau thermale; les cabinets seront étuvés.

On établira un service de nuit pour les bains prolongés, reconnus si efficaces contre certaines maladies.

La commission, après avoir voté des remercîments à M. de Bantel, alors préfet de l'Ariége, reconnu les sacrifices que s'était imposée l'administration des hospices de Pamiers, propriétaire de l'établissement, fut d'avis de solliciter les secours du gouvernement; accepta le concours de MM. François et Abadie, pour diriger les travaux, et s'ajourna jusqu'à l'entière réédification des thermes.

Telle était la question des bains d'Ussat, au mois de Juin 1840.

Depuis cette époque sous l'entière direction de M. François, ingénieur en chef des mines, des travaux ont été faits, et les thermes d'Ussat vont être terminés.

Appelé au mois de Juin 1848 dans le département de l'Ariége, j'ai saisi l'occasion qui m'était offerte de visiter l'établissement d'Ussat, et de juger les améliorations introduites dans l'amenagement et la distribution des eaux thermales.

La réalité a dépassé mon attente, et comme moi, tout praticien sera convaincu que ces bains ont atteint le plus haut degré de perfection qu'il soit possible de leur donner.

L'Établissement thermal d'Ussat se présente avec un développement de 103 mètres : adossé à la montagne, que l'on a recoupée, il est bâti en totalité sur un banc d'alluvion concrétionné, imperméable aux infiltrations, que dé-

fendent les eaux minérales contre tout accès des eaux extérieures. Les bains nouveaux se trouvent reculés de 15
mètres vers la montagne. Pour obtenir ce résultat, il a
fallu enlever plus de 33,000 mètres cubes de déblais, pier-
re, gravier et sable, qui ont servi à faire une digue in-
submersible de 900 mètres de longueur, qui entoure la
propriété d'Ussat, pour mettre les bains à l'abri des inon-
dations, et faciliter la vidange des baignoires, même à
l'époque des crues les plus hautes.

Les nouveaux thermes renferment deux douches ascendantes, à pression variable ; quarante baignoires, deux
piscines.

Il y a deux pavillons faisant avant-corps sur la la façade.
Celui du nord renferme les piscines ; celui du sud, les
douches et les bains chauds, à 28° 1/2, 29° 1/2 Réaum.

La partie intermédiaire présente un avant-corps faisant
salon d'attente, vitré. Cette partie intermédiaire comprend
des passages de service aux galeries, et trente-huit baignoires dont les limites de température sont comprises entre 28° 1/2 Réaum. et 25 1/2. La température sera constante pour chaque baignoire.

Les eaux chaudes sont contenues dans la montagne par
une série de cinq barrages successifs, entre lesquels et hors
desquels s'exerce un jeu de pression des eaux extérieures,
destiné à s'opposer à tout épanchement des eaux minérales
et à fixer leur niveau général d'une manière invariable.

Ce mode de retenue par la pression des eaux extérieures
s'exerce autour des points d'émergence, sur un développement de 483 mètres, et sur une superficie totale de 1,480
mètres carrés. C'est ce que M. François appelle la zône de
pression.

Le jeu en est réglé par des coudes articulés à niveau variable : cette opération hydrostatique d'application nouvelle, a réussi avec une exactitude mathématique. Quelles
que soient les conditions météorologiques extérieures, elle
assure un volume d'eau exubérant pour alimenter quarante
bains, avec écoulement constant et renouvellement total

pour chaque baigneur ; deux piscines, deux douches, deux buvettes à écoulement constant.

Le volume des eaux minérales est de 820 mètres cubes par vingt-quatre heures, 520 mètres à la température supérieure de 25° de Réaum. ; 300 mètres cubes à 24° 1/2 Réaum., ne sont point utilisées, et serviront plus tard à alimenter un vaste bassin natatoire.

Derrière la ligne générale des bains, des douches et piscines, règne une galerie souterraine de distribution, d'une longueur de 107 mètres.

Les eaux minérales affluent à ce canal de distribution par cinq galeries transversales souterraines, qui vont capter les eaux sous la montagne à 107 mètres, dans la roche, en place, loin de toute action d'infiltration.

Chaque galerie a sa température spéciale : la température décroît du midi au nord, de telle sorte qu'à leur confluent dans le canal de distribution, elle est de 29° 1/2, 29, 28 1/2, 28, 27 1/4, 27, 26 3/4, 26 1/2, 26 1/4, 25 1/2, 25.

Telle est l'échelle de décroissement qui permet d'administrer des bains gradués en température, suivant la ligne des quarante baignoires ; immense avantage que ne possède nul autre établissement.

Les eaux sont d'ailleurs préservées de tout contact de l'air extérieur. Les bains sont adossés au réservoir naturel, qui composent l'ensemble des galeries sous la montagne, sur un développement de 540 mètres superficiels.

L'accès des eaux aux bains se pratique par une soupape sphérique, dont le jeu se fait de l'extérieur du cabinet du bain ; il en est de même de l'évacuation des eaux des baignoires.

L'existence et la conservation du vaste réservoir souterrain, son niveau constant, et la possibilité de remplir et de vidanger facultativement les bains de l'extérieur, même des cabinets, ont permis de réaliser non-seulement l'écoulement permanent dans les baignoires, mais leur renouvellement intégral après chaque bain. Le canal général de vidange a été creusé, développé, isolé des courants latéraux, et mis à l'abri des remous de l'Ariége, même dans les plus grandes crues, lui donnant une pente de plus de 85 centimètres.

Les baignoires sont en marbre blanc de Carrare, les cabinets sont avec carrelage et revêtement de marbre; le tropplein des bains en échauffe le sol : les baignoires sont à deux têtes, et peuvent servir à deux personnes; elles contiennent 420 litres, et en admettent autant pour le renouvellement constant, ce qui fait que chaque bain dépense en moyenne 930 litres d'eau minérale.

Chaque cabinet des bains est garni d'un appareil à irrigation continue, pour prendre dans la baignoire des douches vaginales.

Les douches ascendantes sont à pression variable, leur température est de 16° à 28 Réaum. et la variété de leurs appareils suffit à toutes les exigences. Chaque piscine admet quinze personnes, leur température pourra varier de 26° à 28 1/2 Réaum.

Tel est aujourd'hui l'état de perfection des eaux d'Ussat. Pureté native de l'eau thermale, puisqu'elle est captée sous la montagne, à son griffon, à la roche en place, et conduite dans la baignoire, à l'abri de l'air et de tout mélange.

Température constante et graduée, depuis 29° 1/2, jusqu'à 25, ce qui permet d'amenager les eaux dans une série de baignoires correspondant constamment au même degré de température des bains, pendant les travaux entrepris pour la rectification des thermes, travaux commencés en 1838, et à peine finis cette année.

La vétusté de l'ancien établissement empêchait toute réparation; les eaux minérales ont été plus ou moins altérées dans leur volume et leur température, de là les détracteurs de ces eaux, les uns par ignorance, d'autres avec intention de nuire, disaient que les eaux d'Ussat avaient perdu de leur vertu, que les bains n'étaient plus alimentés que par l'eau de la rivière. Ces calomnies sont aisées à réfuter ; la température constante de 29° 1/2 Réaum.,

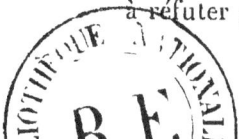

même pendant l'hiver, prouve que les eaux sont thermales, sans aucun mélange. D'autres regrettaient les bains onctueux, en disant que les eaux ne possédaient plus la matière animale organique, qui déposait sur la peau une couche douce au toucher.

Les anciens bains se vidaient incomplétement; on y trouvait de la vase formée des dépôts de matière animale, des détritus provenant de la décomposition des conferves; la température des bains a baissé l'invasion; l'eau froide ne s'élevait pas au-dessus de 27°, les malades en sortant trouvaient leur peau douce et recouverte d'une couche huileuse.

Cette qualité onctueuse des eaux d'Ussat tient à la saponification de l'huile sébacée par les sels de soude.

Ce savon n'est soluble qu'au-dessus de 27° Réaum., au-dessous il n'est pas soluble; il résulte de ce fait chimique, que l'orsqu'on prend un bain à Ussat, au-dessous de 27°, le savon n'étant pas dissous donne à la peau cette couche onctueuse que l'on recherche avec empressement.

Si le bain est au-dessus de 27°, la couche saponifiée est dissoute, et la peau n'est plus douce.

Ainsi les travaux exécutés, en conservant aux eaux toutes leurs propriétés physiques, leur ont conservé toute leur action thérapeutique, et si l'ancienne réputation de ces bains a eu à souffrir de l'état de dégradation de l'édifice, aujourd'hui que les thermes sont reconstruits entièrement à neuf, la médecine trouvera dans les eaux d'Ussat les mêmes vertus qui ont fondé leur réputation sur des effets incontestables. Cette vérité, je l'espère, sera bientôt proclamée par le concours de nombreux malades, quels que soient les bruits calomnieux que l'envie s'est plu à répandre.

Je m'étendrai peu sur les propriétés éminemment sédatives et hyposthénisantes des eaux d'Ussat. Chaque médecin a rouvé dans sa pratique des observations de leur vertu.

La chaleur des bains allant en décroissant du sud au nord, forme une vaste échelle de graduation de température, depuis 29° 1/2 Réaum., jusqu'à 25; ce qui multiplie pour la médecine ses moyens d'action. Dans les bains à haute tempé rature, peuvent être traités les rhumatismes nerveux ; on pourrait même utiliser contre cette maladie la chaleur des galeries, qui est à 32ª Réaum., où le malade, en respirant librement, se trouve plongé dans des vapeurs chaudes qui assurent une abondante diaphorèse. Les bains à basse température, si recherchés à Ussat, sont éminemment sédatifs, hyposthénisants. Par le séjour dans ces bains, le pouls diminue de 6 à 10 pulsations, phénomène qu'a constaté plusieurs fois le docteur Fontan, par des expériences reitérées et comparatives, faites avec toutes les précautions convenables. MM. Pithes, Bécane, Vergés, vantent la vertu thérapeutique des bains à basse température, dans les cardialgies, les névralgies, les sciatiques avec surexcitation nerveuse, les hypocondries accompagnées de subinflammation des organes abdominaux; rien ne peut être comparé à leur action sédative sur les metrites chroniques, et sur cette série de maladies des femmes, qui tenant à la surexcitation de l'utérus, empêchent ses fonctions physiologiques. Cette action est si marquée et tellement reconnue comme vraie, que les eaux d'Ussat ont la réputation de posséder une vertu spécifique contre toutes les maladies qui tiennent à l'organisation particulière à la femme. Dans sa longue et brillante pratique, le docteur Viguerie, de Toulouse, a reconnu comme exacte cette action spéciale des eaux d'Ussat sur les maladies de l'utérus.

Voisin des eaux d'Ax, l'établissement thermal d'Ussat peut rendre de grands services aux malades qui y sont dirigés, en les préparant à l'usage des eaux sulfureuses, et en calmant l'exaltation que ces eaux développent.

Pour assurer la prospérité d'un établissement thermal, il faut non-seulement avoir rendu et conservé aux eaux toute leurs propriétés, mais encore que les baigneurs y trouvent des logements commodes et une nourriture saine, des moyens faciles de transport, et enfin tout ce qui peut rendre la vie agréable, et diminuer la monotonie d'un long séjour.

L'administration de l'hospice de Pamiers, qui s'est déjà

imposé tant de sacrifices pour la reconstruction des thermes, ne négligera rien pour assurer aux malades des logements commodes; l'administration du département de
l'Ariége est aussi intéressée à la prospérité de cet établissement, et doit faire des sacrifices pour y attirer les étran-
gers. En 1839, Ussat a créé pour ce département une
valeur de 150,000 francs; Ax, de 375,000 francs. Ces
deux établissements réunis, laissent plus d'argent dans
l'Ariége que toutes les forges réunies. Ax et Ussat ne sont
pas rivaux; tout développement des thermes d'Ussat pro-
fite aux eaux d'Ax : pour beaucoup de maladies, ils sont
l'un pour l'autre un utile auxiliaire et un précieux com-
plément. La nouvelle route d'Espagne, les chemins de fer
qui rapprochent le nord du midi, vont ouvrir une ère
nouvelle pour ces deux établissements.

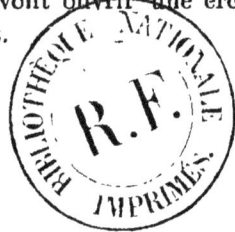

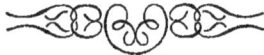

TRAVAUX
d'Aménagement souterrain
des Eaux Thermales d'Ussat
(Ariège)
1848.

Légende